BEI GRIN MACHT SICH IHR
WISSEN BEZAHLT

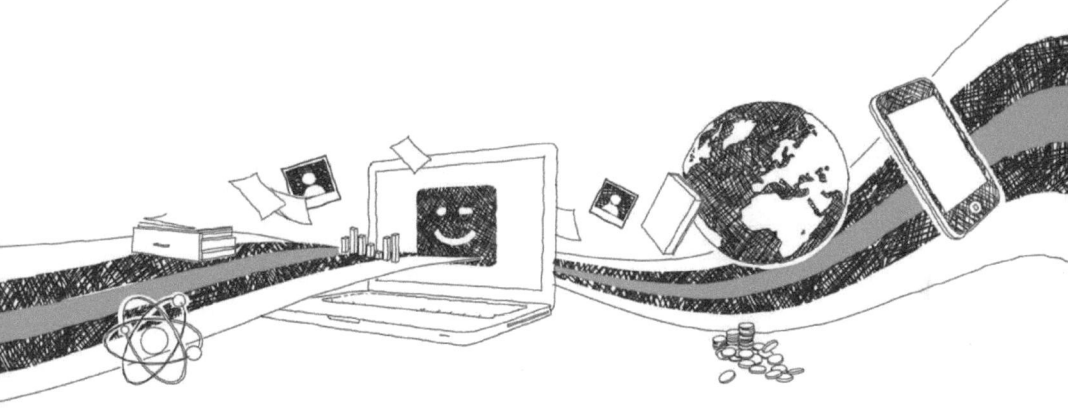

- Wir veröffentlichen Ihre Hausarbeit,
  Bachelor- und Masterarbeit

- Ihr eigenes eBook und Buch -
  weltweit in allen wichtigen Shops

- Verdienen Sie an jedem Verkauf

Jetzt bei www.GRIN.com hochladen
und kostenlos publizieren

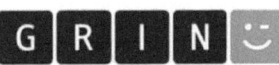

Janine Bartöck

Zur Epidemiologie und Versorgungssituation des Diabetes mellitus

GRIN Verlag

Bibliografische Information der Deutschen Nationalbibliothek:

Die Deutsche Bibliothek verzeichnet diese Publikation in der Deutschen National-
bibliografie; detaillierte bibliografische Daten sind im Internet über http://dnb.d-
nb.de/ abrufbar.

Impressum:

Copyright © 2010 GRIN Verlag, Open Publishing GmbH
Druck und Bindung: Books on Demand GmbH, Norderstedt Germany
ISBN: 978-3-640-79297-9

Dieses Buch bei GRIN:

http://www.grin.com/de/e-book/159478/zur-epidemiologie-und-versorgungssitua-
tion-des-diabetes-mellitus

GRIN - Your knowledge has value

Der GRIN Verlag publiziert seit 1998 wissenschaftliche Arbeiten von Studenten, Hochschullehrern und anderen Akademikern als eBook und gedrucktes Buch. Die Verlagswebsite www.grin.com ist die ideale Plattform zur Veröffentlichung von Hausarbeiten, Abschlussarbeiten, wissenschaftlichen Aufsätzen, Dissertationen und Fachbüchern.

Besuchen Sie uns im Internet:

http://www.grin.com/

http://www.facebook.com/grincom

http://www.twitter.com/grin_com

HFH - Hamburger Fern-Hochschule

Studiengang Pflegemanagement

Studienzentrum Hamburg

Studienfach Gesundheitswissenschaft

Hausarbeit zum Themenkomplex

„Zur Epidemiologie und Versorgungssituation des Diabetes mellitus"

Frühjahrssemester 2010

von

Janine Bartöck

Abgabetermin: 28.08.2010

Inhalt

Abkürzungsverzeichnis

ADA	Amerikanische Diabetes-Gesellschaft
Aufl.	Auflage
bzw.	beziehungsweise
ca.	circa
dl	Deziliter
et al.	et alii/aliae
f.	folgende (Einzahl)
ff.	folgende (Mehrzahl)
Hrsg.	Herausgeber
mg	Milligramm
neubearb.	neubearbeitet
überarb.	überarbeitet
vgl.	vergleiche
vollst.	vollständig
WHO	World Health Organization
z. B.	zum Beispiel

Tabellenverzeichnis

Abbildungsverzeichnis

Anlagenverzeichnis

1   Aufbau und Ziele der Arbeit

Diabetes mellitus - die große Epidemie des 21. Jahrhunderts!

Mit weltweit rasch steigenden Erkrankungszahlen hat sich der Diabetes mellitus zu einer globalen Massenerkrankung ausgebreitet.
Die International Diabetes Federation (IDF) ging bereits im Jahr 2006 von mondial 246 Millionen Diabetikern aus, was einem Anteil von ca. 6 % der Weltbevölkerung entspricht.
Speziell in Deutschland liegen die Schätzungen bei 8 Millionen an Diabetes mellitus   Typ 2 erkrankten Menschen, wobei eine hohe Dunkelziffer nicht auszuschließen ist.
Zudem beläuft sich die Zahl der an Diabetes mellitus Typ 1 Erkrankten   auf 550.000 Menschen. (vgl. Mirza 2010: 1)

Aufgrund des hohen Stellenwertes des Diabetes mellitus als eine mit epidemischen Ausmaß entwickelte Volkskrankheit (vgl. Korb et al. 2008: 1), setzt sich die vorliegende Arbeit mit eben dieser Erkrankung auseinander.

In einem ersten Teil wird die wissenschaftliche Disziplin Epidemiologie definiert und in ihren Aufgaben und Methoden dargestellt.

Anschließend   erfolgt   eine   detaillierte   Auseinandersetzung   mit   den Hauptausprägungen des Diabetes mellitus.
Diese   werden   in   ihren   Ursachen,   Risiken,   Diagnostik,   Symptomen, Komplikationen und letztlich der Behandlung oberflächlich erläutert.

Um das tatsächliche Ausmaß der Erkrankung zu verdeutlichen, wird die Epidemiologie des Diabetes mellitus in seiner Prävalenz, Inzidenz und der überaus wichtigen Prävention erörtert.

Das Hauptaugenmerk dieser Arbeit liegt jedoch in den Versorgungskonzepten der gesundheitsökonomisch so bedeutungsvollen Erkrankung:
Zunächst werden Schulungen vorgestellt, welche die Basis für eine gute Blutzuckereinstellung bilden.
Daran anschließend erfolgt eine Erläuterung der seit einigen Jahren bestehenden Disease-Management-Programme.
Ein besonderer Bereich ist jedoch die Telemedizin, die durch verschiedene Konzepte Eingang in die Versorgungsstrukturen gefunden hat.
Zwei Konzepte der telemedizinischen Versorgung werden detaillierter dargestellt.

Der abschließende Teil fasst die Inhalte der Arbeit noch einmal zusammen und gibt einen Ausblick auf die Zukunft der Krankheit Diabetes mellitus.

2 Epidemiologie - Definition, Aufgaben, Methoden

Der Begriff der Epidemiologie stammt aus dem Griechischen, die einzelnen Wortteile lauten übersetzt: epi - über, demos - Volk und logos - Lehre. Daraus ergibt sich beispielsweise der Satz: „die Lehre von dem, was über das Volk kommt", oder aber auch: „was im Volk verbreitet ist". Diese Übersetzung bringt bereits das zentrale Merkmal der Forschungsrichtung Epidemiologie zum Ausdruck, nämlich den Bevölkerungsbezug (vgl. Weyerer et al. 2008: 11).

Der Untersuchungsgegenstand der Epidemiologie ist die quantitative Erforschung der Verteilung und der Risikofaktoren von Krankheiten in Bevölkerungen. Die Erkenntnisse finden zudem Anwendung auf die Kontrolle von Krankheiten, genau genommen auf Prävention und Behandlung.

Zur Beschreibung von Krankheitshäufigkeiten dienen epidemiologische Maßzahlen, die die Zahl von Erkrankungsfällen in das Verhältnis zu einer Bevölkerung oder Bevölkerungsgruppe und zu einem Beobachtungszeitraum oder Beobachtungszeitpunkt setzen.
Eine solche Maßzahl ist die *Prävalenz*. Mit ihr werden die Krankheitsfälle die zu einem bestimmten Zeitpunkt, in einer definierten Population auftreten beschrieben.
Unterteilungen können in Punktprävalenz (wenn zu einem ausgewählten Zeitpunkt gemessen wird) oder in Periodenprävalenz (wenn im Zeitraum einer Periode gemessen wird) erfolgen.
Die *Inzidenz* stellt eine andere Maßzahl dar. Diese dient, in einer ausgewählten Zeitspanne, der Berechnung der neu aufgetretenen Krankheitsfälle in einer definierten Personengruppe, die vor dem Beobachtungszeitraum frei von der zu untersuchenden Krankheit war.

Bei den Zielen und Inhalten der epidemiologischen Forschung geht es im Einzelnen darum:

- dass Risikofaktoren und Ursachen von Krankheiten (Krankheitsätiologie) bzw. gesundheitsförderliche Faktoren identifiziert werden,
- dass geographische bzw. regionale Unterschiede und zeitliche Veränderungen in der Häufigkeit bestimmter Erkrankungen erklärt werden,
- dass natürliche Verläufe (Spontanverläufe) von Erkrankungen beschrieben werden, und
- dass die Wirksamkeit und Effizienz von medizinischen Therapien, Präventionsmaßnahmen und medizinischen, rehabilitativen und psychosozialen Versorgungsmaßnahmen beurteilt wird (vgl. Stark, Guggenmoos-Holzmann 2003: 394 ff.).

Zu den Methoden gehört zu allererst, und das begründet sich historisch wie auch logisch in der Reihenfolge der Arbeitsschritte, die *deskriptive* Epidemiologie, die sich mit der Beschreibung von Krankheiten aus der Sicht der Bevölkerung beschäftigt.

Die Ergebnisse der deskriptiven Studien machen Angaben zur Häufigkeit einer erforschten Krankheit und ihren zeitlichen Entwicklungen. Außerdem zeigt die deskriptive Epidemiologie die besonders betroffenen Bevölkerungsgruppen auf und tätigt Aussagen zur Ätiologie.

Es folgt die *analytische* Epidemiologie, die eine Ätiologieforschung auf Basis der Bevölkerung darstellt. Mit ihr wird festgestellt, ob die Umgebung, die Lebensweise und eventuelle Belastungen durch spezifische Situationen der verschiedenen Bevölkerungsgruppen, Einfluss auf die betrachtete Krankheit haben (vgl. Brand et al. 2006: 258 ff.).

Zusammenfassend ist zu sagen, dass die meisten epidemiologischen Studien das Ziel verfolgen, Zusammenhänge zwischen einer bestimmten Erkrankung und ihren tatsächlichen Faktoren aufzuzeigen (vgl. Stark, Guggenmoos-Holzmann 2003: 409).

Bevor auf die Epidemiologie des Diabetes mellitus eingegangen wird, erfolgt zum besseren Verständnis eine Darstellung der Krankheit in ihrer Etymologie und Ausprägungen.

3   Diabetes mellitus

Der Begriff des Diabetes mellitus leitet sich aus dem Griechischen her:
Dabei steht das Substantiv Diabetes für diabainein, gleichbedeutend mit ausschreiten (Militär).
Später, ca. im 1. Jahrhundert nach Christus, wurde der Begriff auch für das Wort Weinheber benutzt, ein Rohr oder Schlauch, durch den der Wein hindurchfließt.
Dabei veranschaulicht das *Hindurchfließen* sehr gut das Symptom, dass die ausgeschiedene Urinmenge beim Diabetes erhöht ist.
Mellitus dagegen ist ein Adjektiv und steht für das griechische Wort melitos, übersetzt honigsüß. Die lateinische Schreibweise mellitus, die heute gebräuchlich ist, entstand jedoch erst im Verlauf der Zeit.
Zusammenfassend übersetzt steht der Diabetes mellitus also für honigsüßen Fluss, womit deutlich die medizinische Tatsache beschrieben wird, dass der Urin der Diabetiker einen süßlichen Geschmack hat (vgl. Sachse 1998: 7).

Der Diabetes mellitus, umgangssprachlich auch Zuckerkrankheit genannt, ist eine chronische Glukosestoffwechselstörung, die mit einer dauerhaften Erhöhung des Blutzuckerspiegels bei gleichzeitig erniedrigter intrazellulärer Blutzuckerverfügbarkeit einhergeht (vgl. Menche 2007: 876).

Die Diagnose-Kriterien für den Blutzucker wurden von der WHO im Jahre 1999 neu festgelegt, nachdem bereits 1985 eine erste Festlegung mit weit weniger scharfen Kriterien eine schier endlose Diskussion über das Kontinuum zwischen einem sicher erhöhten, einem fraglich pathologischen und einem sicher normalen Blutzucker beenden sollte.
Diese neu festgelegten Kriterien der WHO (vgl. Tabelle 1) finden derzeit allgemeine Berücksichtigung (vgl. Berger 2003: 577).

Tabelle 1: Diagnostische Kriterien
für Diabetes mellitus nach WHO 1999
(vgl. Berger, Mühlhauser 2003: 577)

Glukose-Konzentration in mg/dl		
Vollblut		**Venöses Plasma**
venös	kapillär	
Nüchtern oder	≥ 110	≥ 110	≥ 126
2 Std. nach 75 g Glukose per os	≥ 180	≥ 200	≥ 200

3.1 Ätiologische Klassifizierung

Ein Expertenkommittee klassifizierte den Diabetes mellitus 1999 in folgende Oberkategorien:

I   Diabetes mellitus Typ 1
    A. immunologisch
    B. idiopathisch

II Diabetes mellitus Typ 2

III andere spezifische Diabetestypen
    A. genetische Defekte der B-Zellfunktion
    B. genetische Defekte der Insulinwirkung
    C. Erkrankungen des exokrinen Pankreas
    D. Endokrinopathien
    E. medikamenten- oder chemikalieninduziert
    F. Infektionen
    G. seltene, immunologisch vermittelte Formen
    H. andere genetische Syndrome

IV Gestationsdiabetes (vgl. Pschyrembel 2002: 360).

Da es den Rahmen dieser Arbeit beträchtlich sprengen würde und eine Relevanz (gesundheitspolitisch wie auch -ökonomisch) nur für den Diabetes mellitus Typ 1 und Typ 2 besteht, werden sich die folgenden Abschnitte auch nur auf diese beiden genannten Formen beschränken.

3.2 Diabetes mellitus Typ1

Die Zahl der an Typ 1 erkrankten Diabetiker beläuft sich in Deutschland auf ca. 200.000 bis 500.000 Menschen.
Bei Kindern ist sie damit die am häufigsten auftretende Stoffwechselerkrankung.

Dem Typ 1 Diabetes liegt eine Zerstörung der B-Zellen zugrunde, am ehesten durch eine pathologische Immunreaktion, welche einen absoluten Insulinmangel nach sich zieht.
Eine klinische Manifestation erfolgt zumeist erst, wenn 80 bis 90 % der B-Zellen zerstört worden sind. Das Gros der Betroffenen befindet sich zu diesem Zeitpunkt im Kindes-, Jugend- oder jungen Erwachsenenalter.
Eine erbliche Komponente ist vorhanden und nachweisbar, jedoch weit weniger ausgeprägt und relevant als beim Diabetes mellitus Typ 2.

Die Diagnose eines Diabetes mellitus Typ 1 erfolgt in der Regel aufgrund der plötzlich eintretenden Symptome und/oder dem ketoazidotischen Koma, das eine lebensbedrohliche Akutkomplikation darstellt und zum Formenkreis des diabetischen Koma zählt.
Die dabei gemessenen Blutzuckerwerte sind dramatisch erhöht.
Die Blutuntersuchung weist ein erniedrigtes C-Peptid (körpereigener Insulinvorläufer) auf, die Urinuntersuchung Glucose und Ketonkörper, als Folge des erhöhten Fettabbaus.

Die Symptome, welche sich in wenigen Tagen bis Wochen entwickeln sind:

- Polyurie (häufiges Wasserlassen) aufgrund der erhöhten Zuckerausscheidung,
- Polydipsie (krankhaft gesteigerter Durst) mit gleichzeitiger Entwicklung einer Exsikkose (Austrocknung),
- Gewichtsabnahme trotz reichlicher Nahrungszufuhr bei den ohnehin schon schlanken bis kachektischen Betroffenen,
- Übelkeit, abdominelle Schmerzen, Schwächegefühl und Bewusstseinsstörungen bis hin zum Koma (in 25 % aller Erstmanifestationen auftretend).

Eine Behandlung des Typ 1 Diabetes erfolgt ausschließlich über die lebenslange subkutane Gabe von Insulin mittels Spritzen oder als intensivierte Insulintherapie über eine Pumpe.
Eine dauerhafte Diät ist nur noch in den wenigsten Fällen indiziert. Gegenwärtig wird eine maximale Flexibilität in der Ernährung angestrebt, um den Diabetikern eine möglichst normale Lebensführung einzurichten (vgl. Menche 2007: 876 f.).

Auf den hypoglykämischen Schock als Komplikation, sowie die Spätfolgen der Erkrankung wird erst im folgenden Kapitel eingegangen, da sich diese mit denen der Typ 2 Diabetiker decken.

3.3 Diabetes mellitus Typ 2

Mit über 90 % bilden die Typ 2 Diabetiker die größte Klasse der an Diabetes erkrankten Menschen.

Beim Diabetes mellitus Typ 2 liegt eine Insulinunempfindlichkeit der Zielzellen, oft in Kombination mit mangelnder oder zeitlich verzögerter Insulinsekretion vor. Eine Manifestation findet in der Regel im mittleren bis höheren Lebensalter statt, wobei die Zahl der an Diabetes mellitus Typ 2 erkrankten Kindern und Jugendlichen rapide zugenommen hat.
Das Risiko an einem Diabetes mellitus Typ 2 zu erkranken steigt mit Zunahme exogener Faktoren wie Hyperalimentation (Überernährung), Adipositas (Fettsucht) und Hypomotilität (Bewegungsmangel).

Um einen Diabetes mellitus Typ 2 zu identifizieren, haben die ADA und die WHO folgende Diagnosekriterien entworfen:

- Existenz der klassischen Symptome des Diabetes – Polyurie, Polydipsie, ungeklärter Gewichtsverlust – bei gleichzeitiger Erhöhung des Blutglukosespiegels auf mehr als 200 mg/dl (an einem beliebigen Zeitpunkt des Tages gemessen, unabhängig von der letzten Mahlzeit), *oder*
- Nüchtern-Blutglukose von mehr als 126 mg/dl, wobei die letzte Nahrungsaufnahme vor mindestens 8 Stunden erfolgt sein muss, *oder*
- der 2-Stunden-Wert der Blutglukose im OGT (oraler Glukosetoleranz-Test) beträgt mehr als 200 mg/dl.
- → Wiederholungsmessungen bei fehlender Eindeutigkeit der Symptome.

In der Labordiagnostik ist der HbA$_{1c}$ ein ausschlaggebender Wert. Er kennzeichnet den mittleren Blutzuckerspiegel der letzten 6-8 Wochen und ist damit auch ein Indikator für die Güte der Behandlung.

Die langsam über Monate bis Jahre auftretenden Symptome eines Diabetes mellitus Typ 2 zeichnen sich durch:

- Asthenie (allgemeine Schwäche),
- Leistungsknick,
- Pruritus (Juckreiz),
- Dermatomykosen (Pilzinfektionen der Haut) und
- Harnwegsinfektionen aus.

→ Die klassischen Diabetessymptome – Polyurie, Polydypsie, ungeklärter Gewichtsverlust – treten dabei erst im späteren Verlauf auf.

Eine Therapie durch Reduktion der Adipositas mittels einer kalorienreduzierten Diät und Bewegung kann bei übergewichtigen Patienten bereits entscheidend sein um den Blutzucker ausreichend zu normalisieren.
Sollten die Werte dennoch nicht genügend sinken, ist eine Behandlung mit oralen Antidiabetika indiziert.
Eine Insulintherapie ist angezeigt, sobald die Behandlung mit oralen Antidiabetika nicht mehr ausreichend ist, oder der Körper die Insulinproduktion endgültig einstellt (vgl. Menche 2007: 877 ff.).

Die beiden *Akutkomplikationen* des Diabetes mellitus Typ 2 sind zum einen das hyperosmolare Koma (Untergruppe des diabetischen Komas) und der hypoglykämische Schock.

Die Blutzuckerwerte können beim hyperosmolaren Koma auf mehr als 700 mg/dl steigen, was zu einer Exsikkose durch Glukosurie führt.
Ursächlich für ein solches Geschehen können Diätfehler, missachtete Tabletteneinnahmen, ein plötzlich erhöhter Insulinbedarf (etwa in Folge von Sport oder Infektionen) oder eine Erstmanifestation sein.
Eine Behandlung erfolgt medikamentös mit Insulin zum langsamen Absenken des Blutzuckerspiegels und mit Elektrolytlösungen zum Ausgleich der mangelnden Elektrolyte.

Der hypoglykämische Schock, umgangssprachlich auch Unterzuckerungsschock, der bei Typ 2 Diabetikern ebenso häufig auftritt wie bei Typ 1 Diabetikern, beginnt bei einem Absinken des Blutzuckerspiegels auf weniger als 40 mg/dl.
Ursachen des zu niedrigen Blutzuckers können bei bereits diagnostizierten Diabetikern eine Arzneimittelüberdosierung, Alkoholgenuss und schwere körperliche Betätigung sein.
Ungeachtet dessen stellen zu späte und/oder zu geringe Aufnahme von Kohlenhydraten noch sehr viel häufigere Gründe für eine Unterzuckerung dar.
Hypoglykämien können aber auch auf dem Boden anderer Grundkrankheiten aufbauen, wie beispielsweise einer schweren Leberfunktionsstörung, einem insuliproduzierenden Tumor (Insulinom) oder gar einer Alkoholvergiftung.

Innerhalb kürzester Zeit (wenige Minuten) entwickeln sich die für eine Unterzuckerung typischen Zeichen:

- Heißhungerattacke,
- generalisierter Tremor (Zittern),
- Unruhe und eine
- blasse, kalte, und aufgrund eines Schweißausbruches feuchte Haut.

Im späteren Verlauf treten psychische Störungen, Bewusstseinseintrübungen bis hin zur Bewusstlosigkeit (Koma) und in Extremfällen zentrale Atem- und Kreislaufregulationsstörungen auf.
Die Behandlung besteht in diesem Falle in einer sofortigen Gabe von Zucker, etwa in Form von Würfel- oder Traubenzucker oder als Getränk (hierbei eignen sich Cola und Apfelsaft).
Sollte sich der Diabetiker jedoch bereits in einem Stadium der Bewusstlosigkeit befinden, ist die Gabe von Zucker nur noch über eine Glukagon-Fertigampulle oder über eine intravenöse Infusion von Glukose möglich.

Ist eine Differenzierung zwischen einem hyper- und einem hypoglykämischen Koma nicht möglich, ist die Gabe von Zucker in jedem Fall das Mittel der Wahl. Die Verabreichung von Zucker kann bei einem hyperglykämischen Koma keine größeren Schäden mehr anrichten, hingegen könnte eine Insulininjektion bei einem hypoglykämischen Koma zum Tode führen (vgl. Menche 2005: 347 ff.).

Spätkomplikationen des Diabetes mellitus können sich in Form einer Makroangiopathie (Erkrankung der mittelgroßen und großen Arterien) oder einer Mikroangiopathie (einengende oder verlegende Veränderung kleiner und kleinster Arterien) manifestieren.

Zu dem Formenkreis der Makroangiopathie zählen dabei:

- die kardiovaskulären Erkrankungen wie die KHK (koronare Herzkrankheit),
- die periphere arterielle Verschlusskrankheit (pAVK),
- das diabetische Fußsyndrom mit einem hohen Risiko für Amputationen und
- die zerebrovaskuläre Insuffizienz, die zudem einen Apoplex (Schlaganfall) auslösen kann.

Eine Mikroangiopathie kann sich äußern durch:

- eine Nephropathie (Nierenschädigung) mit terminaler, dialysepflichtiger Niereninsuffizienz,
- eine Retinopathie (nichtentzündliche Netzhauterkrankung) mit möglicher Erblindung und
- eine Neuropathie (Erkrankung der peripheren Nerven).

Aufgrund der Schwere der Spätkomplikationen besteht die unabdingbare Erfordernis zur Prävention des Auftretens der genannten Folgen durch eine möglichst normoglykämische Blutzuckereinstellung (vgl. Icks et al. 2005: 11), auf die in einem sich anschließenden Kapitel eingegangen wird.

4   Epidemiologie des Diabetes mellitus

Eine Zunahme der an Diabetes mellitus erkrankten Menschen ist weltweit zu beobachten!

Jedoch liegen in Deutschland, sowie in den meisten anderen europäischen Ländern, nur ungenaue bzw. unvollständige Angaben zur Häufigkeit des Diabetes und seiner mit ihm einhergehenden Krankheiten vor.

Die Zahlen auf denen die bisherigen Statistiken in Deutschland aufbauen, beruhen auf den verfügbaren Daten des Nationalen Diabetesregister der ehemaligen DDR, den Bundes-Gesundheitssurveys, sowie auf den Krankenkassendaten der AOK Dortmund (vgl. Giani et al. 2004: 1).

Insgesamt ist es somit sehr schwierig, eindeutige Zahlen anzuführen, da diese je nach Quelle und Studie stark differieren.

4.1   Prävalenz

Die AOK Hessen führt seit 1998 eine regelmäßige Versicherten-Stichprobe durch. Erfasst werden dabei alle an Diabetes mellitus erkrankten und behandelten Personen der AOK Hessen.

Die Statistik basiert auf einer vollständigen Auswertung aller Abrechnungsunterlagen und Diagnosenennungen von mehr als 300.000 Versicherungsnehmern.

Eine Hochrechnung der vorliegenden Daten auf die deutsche Population ergibt für das Jahr 2007 eine Prävalenz von mehr als 7 Millionen sich in Behandlung befindender Diabetiker. Das entspricht in etwa 8,9 % aller Deutschen.

In einem direkten Vergleich zum Jahr 1988 bedeutet das einen Anstieg von ca. 55 % (vgl. Hauner 2010?: 8).

Bezug nehmend auf die oben angeführten, älteren Daten der Gesundheitsforschung, findet sich zur Prävalenz des Diabetes, bezogen auf Alter, Geschlecht und Region folgende Statistik:

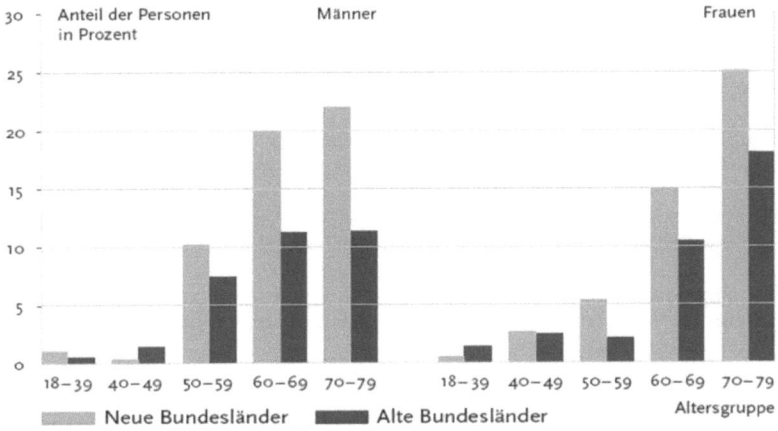

Abbildung 1: Prävalenz des Diabetes mellitus (in Prozent)
[Gesundheit in Deutschland, 2006]
(vgl. GBE 2006)

Sehr deutlich zeichnet sich dabei ab, dass die Prävalenz des Diabetes bis zum 80. Lebensjahr erheblich ansteigt.
Bemerkenswert sind ebenfalls die regionalen, sowie die geschlechtsspezifischen Unterschiede (vgl. Icks et al. 2005: 11).

4.2   Inzidenz

Zur Inzidenz des Diabetes mellitus liegen nur sehr begrenzt Daten vor, aktuelle Zahlen dazu finden sich allenfalls für den Typ 1.

Prospektive Studien in den Bundesländern Baden-Württemberg und Nordrhein-Westphalen (innerhalb eines 12 jährigen Zeitraums, für Kinder bis 14 Jahre) ergaben für den Diabetes mellitus Typ 1 einen Inzidenzanstieg von 3,8 %.
Die Fallzahl der an Diabetes erkrankten Kinder steigt somit jährlich um 2.100 bis 2.300 neue Fälle an (vgl. Hauner 2010?: 10).

Die Neuerkrankungsrate für den Diabetes mellitus Typ 2, basierend auf den Studien aus der ehemaligen DDR, zeigt eine Erhöhung der Häufigkeit auf mehr als das Dreifache zwischen den bewerteten Jahren 1960 und 1984 (vgl. Giani et al. 2004: 2 ff.).
Für den Typ 2 ist die Datenlage jedoch noch weitaus lückenhafter als beim Typ 1, so dass sich kaum Vorhersagen treffen lassen.

Ungeachtet dessen ist auch hier mit einem immensen Anstieg der Fälle zu rechnen!

4.3 Prävention

Prävention beinhaltet alle Maßnahmen zur Verhütung von Krankheiten, Unfällen und ähnlichen Ereignissen, sowie alle Handlungen zur Überwachung und Erhaltung der Gesundheit.

Primäre Prävention wird in diesem Rahmen als Ausschluss aller gesundheitsgefährdenden Faktoren, noch vor dessen Wirksamwerden beschrieben.

Sekundäre Prävention beinhaltet die Aufdeckung und Behandlung von Erkrankungen in einem möglichst frühen Stadium des Auftretens der Krankheit.

Tertiäre Prävention hat als Aufgabe, Degenerationen und Komplikationen von bereits aufgetretenen Erkrankungen abzuwenden (vgl. Roche 1993: 1344).

Zur Primärprävention des Diabetes mellitus Typ 1 existieren zurzeit keine gesicherten Maßnahmen, da sich alle damit beauftragten Studien noch in der Experimentierphase befinden.

Im Gegensatz dazu besteht bei einer Disposition für den Diabetes mellitus Typ 2 eine reelle Chance zur Vermeidung eines Krankheitseintrittes. Dabei sind vor allem Lifestyle-Faktoren wie Ernährung und Sport vordergründig.

Die Vermeidung von Spätfolgen durch Maßnahmen der Früherkennung und der Tertiären Prävention hat einen besonderen Stellenwert, denn Komplikationen wie Amputationen, Erblindung, Apoplex und Polyneuropathie bedeuten eine erhebliche Einschränkung der Lebensqualität für die Erkrankten.
Ein gewichtiger Indikator ist dabei die Güte der Blutzuckereinstellung auf nahezu normoglykämische Werte (vgl. Icks et al. 2005: 13 f.).

5 Versorgungsstrukturen und -konzepte des Diabetes mellitus

Die Versorgungsstrukturen in Deutschland haben sich in den letzten Jahren durch zahlreiche Aktionen und Aktivitäten deutlich verbessert.
Zum einen ergaben sich neue Möglichkeiten der Behandlung (Selbsttherapie), zum anderen etablierten sich strukturierte Betreuung, interdisziplinäre bzw. sektorenübergreifende Behandlungsmodelle, Qualitätsmanagement und evidenzbasierte Leitlinien.

Im internationalen Bereich zeigte sich vor allem die St. Vincent-Deklaration von 1989 als wegweisend, die in ihrem Programm Wege und Ziele zur Versorgungsverbesserung des Diabetes festlegte.
Konkrete Ziele dabei waren die Reduktion von diabetesbedingten Erblindungen, Nierenversagen, Amputationen, Schwangerschafts- und Geburtskomplikationen, sowie der KHK (vgl. Icks et al. 2005: 7).
Um die Ziele der Deklaration zu erreichen, findet die Diabetikerversorgung in Deutschland auf 3 Ebenen statt:

1. Ebene 1 – Hausarztebene
   → permanente Betreuung von ca. 80 bis 90 % aller Diabetiker,
2. Ebene 2 – Diabetesschwerpunktpraxen
   → permanente oder vorübergehende Versorgung von ca. 10 bis 20 % aller Diabetiker in Schwerpunktpraxen (SPP) oder Krankenhausambulanzen,
3. Ebene 3 – stationäre Versorgung
   → Notwendigkeit bei ambulanten Einstellungsproblemen, schweren Komplikationen oder Notfällen.

Berufsbilder, die neben den Hausärzten in der Diabetikerversorgung tätig sind, stellen eine ideale Ergänzung dar, sind aber immer noch nicht staatlich anerkannt. Zu diesen, von der Deutschen Diabetes Gesellschaft geschaffenen Berufsbildern zählen:

- Diabetologe DDG und Endokrinologe,
- Diabetesberater DDG,
- Diabetesassistent DDG,
- Fachpsychologe DDG,
- Wundassistent DDG (vgl. Siegel 2010?: 24 ff.).

Zahlreiche Organisationen und Projekte sind zudem mit dem Diabetes mellitus beschäftigt.
Das Nationale Aktionsforum Diabetes mellitus (NAFDM) ist ein solches Projekt.
Es stellt ein Netzwerk für alle Beteiligten dar, die sich in den Bereichen Forschung, Versorgung und Prävention des Diabetes in Deutschland engagieren.
Das derzeitige Programm wurde „Nationales Diabetes Programm 2010" genannt, und es fließen alle Erkenntnisse und Erfahrungen aus den Projektgruppen der oben genannten Bereiche ein (vgl. Baehring et al. 2008: 1).

5.1 Schulungen

Schulungsprogramme stellen die Basis für eine adäquate, normoglykämische Blutzuckereinstellung dar.

Mit der Einführung des Düsseldorfer-Genfer-Programms gelang es, einen evidenzbasierten Standard für die Therapie des Diabetes mellitus Typ 1 zu etablieren.
Die Grundlage dabei bildet eine 5 tägige stationäre Behandlung mit einem strukturierten Gruppen-Therapie- und -Schulungsprogramm.
Das Ziel des Programms besteht in einer eigenständigen Selbstkontrolle der Stoffwechsellage und der Insulintherapie, bei gleichzeitiger Lockerung der sonst früher üblichen, strengen Ernährungsregeln und des gesamten Lifestyles.
Für die Typ 2 Diabetiker gibt es seit 1991 strukturierte Therapie- und Schulungsprogramme, die in die Regelversorgung des Gesundheitswesens eingebunden sind (vgl. Berger, Mühlhauser 2003: 583 f.).

Die Therapie sowie die Verhinderung von Akut- bzw. Spätkomplikationen des Diabetes mellitus kann durchaus erfolgreich sein, wenn die Betroffenen ausreichend über die Krankheit selbst und über die Einstellung der Stoffwechsellage informiert sind und regelmäßige Blutzuckerkontrollen und Insulininjektionen selbständig durchgeführt werden können (vgl. Trautner 2006: 125).

„Nur der Diabetespatient, der selbst zum Diabetes-Experten ausgebildet wird, hat eine optimale Prognose" (Trautner 2006: 125)!

5.2   Disease-Management-Programme

Ein Disease-Management-Programm (DMP) ist ein systematisches Behandlungsprogramm für chronisch kranke Menschen, das sich auf die Erkenntnisse der evidenzbasierten Medizin stützt.
Das Konzept des DMP als systematisches Behandlungskonzept von chronisch kranken Patienten stammt ursprünglich aus den USA, im deutschen Gesundheitswesen ist es dagegen noch recht neu, es existiert seit etwa 2002.

Mit Hilfe von Disease-Management-Programmen sollen:

- Patienten die unter chronischen Krankheiten leiden, durch eine gut abgestimmte, kontinuierliche Betreuung und Behandlung vor Folgeerkrankungen bewahrt werden,
- Haus- und Fachärzte sowie Krankenhäuser, Apotheken und Reha-Einrichtungen koordiniert zusammenarbeiten,
- die Therapieschritte nach wissenschaftlich gesichertem medizinischen Wissensstand aufeinander abgestimmt sein, und
- mittel- bis langfristig die Leistungsausgaben der Krankenkasse gesenkt werden.

Disease-Management-Programme stellen keinen Ersatz für die Therapie durch einen Arzt dar, sondern sind als unterstützende und koordinierende Maßnahme vorgesehen.

In erster Linie haben sie informativen Charakter, dass heißt der Patient wird über seine Krankheit, deren Symptome und Bedeutung, Behandlungsmöglichkeiten, Medikamente und Spezialärzte umfassend aufgeklärt.
Die Teilnahme eines Patienten ist freiwillig, wird jedoch häufig mit Bonusmaßnahmen unterstützt, z. B. der Erstattung der Praxisgebühr.
Dass Disease-Management-Programme unerlässlich sind, belegen die dokumentierten Behandlungskosten Ende der 90er Jahre, die ein schlecht eingestellter Diabetiker mit Folgeerkrankungen jährlich verursachte: umgerechnet 6.750 Euro.
Im Vergleich dazu entstanden für die unkomplizierten Fälle des Diabetes mellitus lediglich Kosten in Höhe von umgerechnet 600 Euro jährlich (vgl. Conzen et al. 2009:47 ff.).

5.3 Telemedizin

Die Telemedizin als relativ neues Betätigungsfeld im Gesundheitsbereich besitzt wegweisendes Potential für die Verbesserung und Sicherung der Qualität in der Medizin.
Als Teilbereich der Telematik dient die Telemedizin unter anderem zur diagnostischen und therapeutischen Intervention unter Überbrückung einer räumlichen oder auch zeitlichen Distanz (vgl. O. V. 2007-2009: 1).

Zwei wesentliche Konzepte haben sich dabei bereits etabliert und finden zunehmendes Interesse:

5.3.1 Telemonitoring-Programm Diabetiva®

Das von der Firma PHTS Telemedizin in Zusammenarbeit mit dem Institut für Diabetes „Gerhard Katsch" in Karlsburg entwickelte Programm Diabetiva® stellt ein innovatives Konzept zur Betreuung von Diabetikern dar.

Grundlage des Programms ist eine 72 Stunden Blutzuckermessung über einen subkutan implantierten flexiblen Sensor, der einen Anschluss an einen tragbaren Monitor bietet, auf dem die Daten gespeichert und später auf einen PC übertragen werden können.
Aus den so gewonnenen Daten des Blutzuckerprofils erstellen Experten einen optimalen Diabetes-Therapieplan, der auch dem behandelnden Haus- und Facharzt zur Verfügung gestellt wird.

Medizinische Ziele:

- Optimierung der Blutzuckereinstellung,
- mehr Sicherheit in der medizinischen Versorgung,
- Vorbeugen von Folgeschäden.

Ökonomische Ziele:

- über Optimierung des HbA1c-Wertes, Reduzierung des Risikos von Diabetes-Folgeschäden und der damit verbundenen Kosten.

Nach der Erfassung von individuellen Grenzwerten in der elektronischen Patientenakte senden die Diabetiker ein- bis zweimal in der Woche ihre Blutzuckerwerte über ein Glukometer an das Telemedizinische Zentrum. Dort werden sie überprüft. Das Messgerät ist dabei an ein Modem angeschlossen, das die Daten automatisch übermittelt. In regelmäßigen Telefonaten erhalten die Patienten zudem Hintergrundinformationen zu Diabetes und werden immer wieder an ihre Therapieempfehlungen erinnert. So wächst ihr Verständnis für die Erkrankung und ihre Eigenverantwortlichkeit steigt. Darüber hinaus können sich die Patienten jederzeit mit Fragen und Sorgen an die Mitarbeiter des Telemedizinischen Zentrums wenden.

Eine erste Evaluation ergab bereits zielführende Vorteile:

- Qualitätsverbesserung der evidenzbasierten Therapie,
- Steigerung der Compliance der Patienten,
- Reduktion überflüssiger stationärer Aufenthalte (vgl. Korb et al. 2008: 120 ff.).

5.3.2 „homecare. diabetes System"

Ein anderes telemedizinisches Verfahren ist das „homecare. diabetes System", das von dem Universitätsklinikum Münster in Kooperation mit der blande.consulting verwirklicht wurde.

Ziel des Systems ist die Realisierung der Auswertung des Diabetiker-Tagebuchs, ohne den Diabetiker und den behandelnden Mediziner technologisch zu überfordern.
Die tägliche Eintragung in das Diabetes-Tagebuch wird mit einem digitalen Stift durchgeführt, der alle geschriebenen Daten selbstständig an das homecare. diabetes Service Center weiterleitet. Der digitale Stift ist ein Kugelschreiber, der zusätzlich mit einer Fotoeinheit ausgestattet ist und so geschriebene Informationen erfasst, digitalisiert und über eine Sendeeinheit weiterleitet.
Im homecare. diabetes Servicecenter werden diese Daten vom medizinischen Fachpersonal zu einem aussagekräftigen Diabetes-Report verarbeitet, der dem Diabetiker und seinem Arzt in regelmäßigen Abständen zur Verfügung gestellt wird.
Der Diabetes-Report bietet zahlreiche wichtige Auswertungsmöglichkeiten des Diabetes-Tagebuchs, und unterstützt so den Anwender und seinen behandelnden Arzt im täglichen Umgang mit dem Diabetes.

Künftig sollen dann auch den ersten Hausärzten, niedergelassenen Fachmedizinern, Ärztenetzen und Krankenhäusern die Möglichkeit eröffnet werden, ihre zuckerkranken Patienten telemedizinisch zu versorgen.
Den beteiligten Ärzten können dann regelmäßig einmal im Monat die digitalisierten Blutzuckerwerte ihrer Patienten in Form eines ausgewerteten Diabetes-Berichtes, zum Beispiel per Post, zur Verfügung gestellt werden (Krüger-Brand 2005: 1).

6   Zusammenfassung und Ausblick

Es hat sich viel getan in der Diabetes-Versorgung – aber reicht das?

Evidenzbasierte Leitlinien, Disease-Management Programme und Telemedizin bieten Ansätze zur kompetenten, vernetzten Betreuung von Diabetikern, doch trotz immenser Fortschritte in der Behandlung sind sich die Experten einig:

Diabetes ist eine der großen aktuellen und zukünftigen Herausforderungen für unser Gesundheitssystem!

Die gesundheitsökonomischen Auswirkungen dieser bereits epidemisch auftretenden Krankheit sind immens.

Hohe Kosten verursachen zum einen die Medikation, zum anderen, und das vor allem, die als Spätkomplikationen auftretenden diabetesbedingten Fußamputationen, Nierenversagen und Erblindungen.

Die Zukunft der Diabetologie heißt deshalb Prävention!

Der systematischen Prävention von Diabetes und seinen Begleit- bzw. Folgeerkrankungen wurde bisher nur ungenügend Aufmerksamkeit entgegengebracht.

Es ist jedoch dringend an der Zeit, Programme zur Primärprävention und gezielten Früherkennung des Diabetes mellitus weiter zu entwickeln und umfangreich umzusetzen.

Einen Ansatz zur Primärprävention stellt der als Anlage beigefügte Diabetes Risiko-Test FINDRISK dar.

Der in Finnland von J. Lindström und J. Tuomilehto entwickelte Risikofragebogen für den Diabetes mellitus Typ 2 ist leicht verständlich, schnell auszufüllen und kann tatsächlich Aussagen zur Wahrscheinlichkeit des Auftretens der Zuckerkrankheit treffen. Nicht einmal ein Blutzuckertest ist dadurch noch nötig, um das Risiko für einen Diabetes zu identifizieren.

Der Test ist online abrufbar, liegt aber auch in Apotheken und bei Hausärzten aus.

Erfolgreiche Prävention beruht auf der Stärkung des Gesundheitsbewusstseins der Bevölkerung sowie auf einer ausreichenden Aufklärung über die Risiken eines ausufernden Lebensstils, der die Entstehung eines Diabetes begünstigt.

Dies ist eine gesamtgesellschaftliche Aufgabe, bei der die Eigenverantwortung der Menschen eine wesentliche Rolle spielt!

Quellenverzeichnis

Baehring, T. et al. (2008): Diabetes-Projekte in Deutschland. In: Jäckel, A. (Hrsg.): Telemedizinführer Deutschland. Bad Nauheim: Minerva: 286-290.

Berger, M.; Mühlhauser, I. (2003): 25.3 Ernährungs- und Stoffwechselerkrankungen am Beispiel des Krankheitsbildes Diabetes Mellitus. In: Schwartz, F. W. et al. (Hrsg.): Das Public Health Buch. 2. Aufl., München, Jena: Urban & Fischer: 576-590.

Brand, A. et al. (2006): Epidemiologische Verfahren in den Gesundheitswissenschaften. In: Hurrelmann, K. et al. (Hrsg.): Handbuch Gesundheitswissenschaften. 4. vollst. überarb. Aufl., Weinheim, München: Juventa: 255-300

Conzen, C. et al. (Hrsg.) (2009): Pflegemanagement heute; Ökonomie, Personal, Qualität: verantworten und organisieren. 1. Aufl., München: Urban & Fischer.

Deutsche Diabetes Stiftung (2010): Diabetes Risiko-Test FINDRISK. Online im Internet: „URL: http://www.diabetes-zentrum.de/fileadmin/media/Downloads/Diabetesberatung/DDS_Risiko_Check .pdf [Stand: 22.06.2010]".

GBE (2006): Diabetes Kapitel 1.2.1 [Gesundheit in Deutschland, 2006]. Online im Internet: „URL: http://www.gbe-bund.de/gbe10/ergebnisse.prc_tab?fid=10401&suchstring=&query_id=&sprac he=D&fund_typ=TXT&methode=&vt=&verwandte=1&page_ret=0&seite=1& p_lfd_nr=1&p_news=&p_sprachkz=D&p_uid=gast&p_aid=13894927&hlp_nr =2&p_janein= J [Stand: 19.06.2010]".

Giani, G. et al. (2004): Epidemiologie und Verlauf des Diabetes mellitus in Deutschland. In: Scherbaum, W. A. et al. (Hrsg.): Evidenzbasierte Diabetes-Leitlinien DDG. Aktualisierung der ersten Auflage von 2000. Online im Internet: „URL: http://www.deutsche-diabetes-gesellschaft.de/redaktion/mitteilungen/leitlinien/EBL_Epidemiologie_Update_ 2004.pdf [Stand: 17.06.2010]".

Hauner, H. [2010?]: Diabetesepidemie und Dunkelziffer. In: diabetes|DE (Hrsg.): Deutscher Gesundheitsbericht Diabetes 2010. Mainz: Kirchheim: 8-13

Icks, A. et al. (2005): Heft 24; Diabetes Mellitus Gesundheitsberichterstattung des Bundes. Berlin: Robert Koch Institut.

Korb, H. et al. (2008): Volkskrankheit Diabetes – ein neues Betreuungskonzept mit Telemedizin als Informations- und Serviceplattform. In: Jäckel, A. (Hrsg.): Telemedizinführer Deutschland. Bad Nauheim: Minerva: 120-122

Krüger-Brand, H. (2005): Telemedizin-Projekt zur Versorgung von Diabetes-Patienten. In: Deutsches Ärzteblatt. Online im Internet: „URL: http://www.aerzteblatt.de/v4/archiv/artikel.asp?id=45817 [Stand: 18.06.2010]".

Lexikon-Redaktion des Verlages Urban & Schwarzenberg (Leitung: Boss, N.) (1993): Roche Lexikon Medizin. 3., neubearb. Aufl., München: Urban & Schwarzenberg.

Menche, N. (Hrsg.) (2007): Pflege Heute. 4. vollst. überarb. Aufl., München, Jena: Urban & Fischer.

Menche, N.; Klare, T. (Hrsg.) (2005): Innere Medizin Basislehrbuch Gesundheit und Krankheit. 1. Aufl., München, Jena: Urban & Fischer

Mirza, M. (2010): Diabetes. Online im Internet: „URL: http://www.e-health-com.eu/thema-der-woche/diabetes/ [Stand: 23.06.2010]".

O. V. (2007-2009): Telemedizin. Online im Internet: „URL: http://www.dgtelemed.de/de/telemedizin/ [Stand: 12.07.2010]".

Sachse, G. (1998): Diabetes: Ursachen und Therapien. Orig.-Ausg., München: Beck

Siegel, E. [2010?]: Versorgungsstrukturen, Berufsbilder und professionelle Diabetesorganisation in Deutschland. In: diabetes|DE (Hrsg.): Deutscher Gesundheitsbericht Diabetes 2010. Mainz: Kirchheim: 23-33

Stark, K.; Guggenmoos-Holzmann, I. (2003): 18 Wissenschaftliche Ergebnisse deuten und nutzen. In: Schwartz, F. W. et al. (Hrsg.): Das Public Health Buch. 2. Aufl., München, Jena: Urban & Fischer: 393-417

Trautner, C. (2006): 3. Stoffwechselerkrankungen; 3.1 Diabetes Mellitus. In: Hurrelmann, K. et al. (Hrsg.): Handbuch Gesundheitswissenschaften. 4. vollst. überarb. Aufl., Weinheim: Juventa: 123-126.

Weyerer, S. et al. (2008): Epidemiologie körperlicher Erkrankungen und Einschränkungen im Alter. 1. Aufl., Stuttgart: Kohlhammer.

Wörterbuch-Redaktion des Verlages (2002): Pschyrembel Klinisches Wörterbuch. 259. neu bearb. Aufl., Berlin: de Gruyter.

Diabetes Risiko-Test FINDRISK

Diabetes mellitus Typ 2: Testen Sie Ihr Erkrankungsrisiko!
Beantworten Sie bitte folgende Fragen und zählen Sie dann Ihre Punkte zusammen.

---

1. Wie alt sind Sie?
☐ 0 Punkte: Unter 35 Jahren
☐ 1 Punkt   35 bis 44 Jahre
☐ 2 Punkte: 45 bis 54 Jahre
☐ 3 Punkte: 55 bis 64 Jahre
☐ 4 Punkte: Älter als 64 Jahre

---

2. Wurde bei Mitgliedern Ihrer Bluts- Verwandtschaft Diabetes diagnostiziert?
☐ 0 Punkte: Nein
☐ 5 Punkte: Ja, bei leiblichen Eltern, Schwester, Bruder, Kind
☐ 3 Punkte: Ja, bei leiblichen Großeltern, Tante, Onkel, Cousine, Cousin
(Bei dieser Frage sind insgesamt höchstens 5 Punkte möglich)

---

3. Welchen Taillenumfang messen Sie auf der Höhe des Nabels? (Wenn Sie kein Maßband zur Hand haben, verwenden Sie doch ein Stück Schnur und nehmen Sie das Lineal auf der Seite zu Hilfe).

		Frau	Mann
☐	0 Punkte	Unter 80 cm	Unter 94 cm
☐	3 Punkte	80-88 cm	94-102 cm
☐	4 Punkte	Über 88 cm	Über 102 cm

---

4. Haben Sie täglich mindestens 30 Minuten körperliche Bewegung (in der Arbeit z.B. Verkaufsregale befüllen, im Haushalt z.B. Fensterputzen, in der Freizeit z.B. Radfahren, flott Spazierengehen, etwas anstrengendere Gartenarbeiten....)?
☐ 0 Punkte: Ja   ☐ 2 Punkte: Nein

---

5 .Wie oft essen Sie Gemüse, Obst oder dunkles Brot (Roggenbrot oder Vollkornbrot?
☐ 0 Punkte: jeden Tag   ☐ 1 Punkt: nicht jeden Tag

---

6 .Wurden Ihnen schon einmal Medikamente gegen Bluthochdruck verordnet?
☐ 0 Punkte: Nein   ☐ 2 Punkte: Ja

---

7. Hatten Sie bei ärztlichen Untersuchungen schon einmal zu hohe Blutzuckerwerte (z.B. während einer Krankheit, während einer Schwangerschaft)?
☐ 0 Punkte: Nein   ☐ 5 Punkte: Ja

---

8. Wie ist bei Ihnen das Verhältnis von Größe zu Gewicht (Body-Mass-Index)?
☐ 0 Punkte: Unter 25 kg/m²
☐ 1 Punkt: 25 bis 30 kg/m²
☐ 3 Punkte: Höher als 30 kg/m²

$$BMI = \frac{Gewicht\ (kg)}{Größe \times Größe\ (in\ m)}$$

AUSWERTUNG
So hoch ist Ihr Risiko, innerhalb der nächsten 10 Jahre an Diabetes Typ 2 zu erkranken:

unter 7 Punkten:	niedrig	(1 Person von 100)
7 – 11 Punkte:	leicht erhöht	(4 Personen von 100)
12 – 14 Punkte:	mittel	(18 Personen von 100)
15 – 20 Punkte:	hoch	(33 Personen von 100)
über 20 Punkte:	sehr hoch	(50 Personen von 100)